ÉCOLE SUPÉRIEURE DE PHARMACIE DE PARIS.

DES ACONITATES

THÈSE

PRÉSENTÉE ET SOUTENUE A L'ÉCOLE SUPÉRIEURE DE PHARMACIE DE PARIS,

pour obtenir le diplôme de pharmacien de Première classe

PAR

Edmond GUINOCHET

PHARMACIEN EN CHEF DE L'HÔPITAL TENON,
LICENCIÉ ÈS-SCIENCES PHYSIQUES,
PRÉPARATEUR A L'ÉCOLE SUPÉRIEURE DE PHARMACIE,
LAURÉAT DES HÔPITAUX (médaille d'or)
ET DE L'ÉCOLE DE PHARMACIE.

PARIS

F. PICHON & A. COTILLON, IMPRIMEURS-ÉDITEURS,
24, RUE SOUFFLOT, 24.

1882

DES ACONITATES

THÈSE

ÉCOLE SUPÉRIEURE DE PHARMACIE DE PARIS.

DES ACONITATES

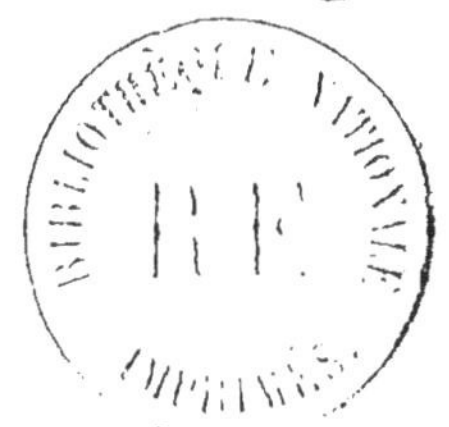

THÈSE

PRÉSENTÉE ET SOUTENUE A L'ÉCOLE SUPÉRIEURE DE PHARMACIE DE PARIS,

pour obtenir le diplôme de pharmacien de Première classe

PAR

Edmond GUINOCHET

PHARMACIEN EN CHEF DE L'HÔPITAL TENON,
LICENCIÉ ÈS-SCIENCES PHYSIQUES,
PRÉPARATEUR A L'ÉCOLE SUPÉRIEURE DE PHARMACIE,
LAURÉAT DES HÔPITAUX (médaille d'or)
ET DE L'ÉCOLE DE PHARMACIE.

PARIS

F. PICHON & A. COTILLON, IMPRIMEURS-ÉDITEURS,

24, RUE SOUFFLOT, 24.

1882

ÉCOLE SUPÉRIEURE DE PHARMACIE
DE PARIS.

M. Chatin, Directeur.

ADMINISTRATEURS :

MM. Chatin, Directeur.
Milne-Edwards, Professeur.
Planchon, Professeur.

PROFESSEURS...	MM. Chatin	Botanique.
	Milne-Edwards.	Zoologie.
	Planchon......	Histoire naturelle des médicaments.
	Bouis...........	Toxicologie.
	Baudrimont	Pharmacie chimique.
	Riche	Chimie inorganique.
	Le Roux.......	Physique.
	Jungfleisch....	Chimie organique.
	Bourgoin.......	Pharmacie galénique.
	Marchand......	Cryptogamie.
	Bouchardat....	Hydrologie et Minéralogie.

COUR COMPLÉMENTAIRE :

M. Prunier, Chimie analytique.

PROFESSEUR HONORAIRE :

M. Berthelot.

AGRÉGÉS EN EXERCICE :

MM. J. Chatin.
Beauregard.
Chastaing.

MM. Prunier.
Quesneville.

A LA MÉMOIRE DE MON EXCELLENT BEAU-PÈRE

FÉLIX DUVAL

PHARMACIEN A PARIS.

Faible témoignage de ma profonde reconnaissance.

A LA MÉMOIRE DE MON PÈRE

A MA MÈRE

A M. LE PROFESSEUR JUNGFLEISCH

Professeur de chimie organique à l'École supérieure de Pharmacie,
Membre de l'Académie de Médecine
et du Conseil d'Hygiène et de Salubrité du département de la Seine.

A LA MÉMOIRE DE M. PERSONNE

Membre de l'Académie de Médecine
et du Conseil d'Hygiène et de Salubrité du département de la Seine,
Pharmacien en chef de l'hôpital de la Charité,
Chargé du Cours de chimie analytique à l'École supérieure de Pharmacie.

A M. LE Dr L. PRUNIER

Pharmacien en chef de l'hôpital du Midi,
Chargé du Cours de chimie analytique à l'École supérieure de Pharmacie.

DES ACONITATES

INTRODUCTION.

1. L'acide aconitique est un acide tribasique que l'on rencontre dans un assez grand nombre de végétaux et qui tire une certaine importance théorique de ses relations avec l'acide citrique.

Quelques-unes de ses combinaisons salines ont été étudiées à une époque déjà ancienne et la lecture des mémoires publiés à ce sujet montre nettement que les idées alors adoptées sur les acides polybasiques ont entraîné de nombreuses erreurs dans les résultats obtenus. Cette observation m'a poussé à faire une nouvelle étude des aconitates.

A cette époque, en effet, la notion de la polybasicité des acides n'avait pas le sens qu'on lui attribue aujourd'hui, et l'expression de « sel neutre », définie par l'action du sel considéré sur le tournesol, n'avait pas la même valeur que pour nous. Voyons ce que l'on entend actuellement par ces expressions : Acide polybasique, sel neutre, saturation d'un acide.

Un acide polybasique est un acide dont une seule molécule peut jouer plusieurs fois le rôle d'un acide monobasique, et par conséquent se combiner à plusieurs équivalents d'un protoxyde métallique. S'il est tribasique, par exemple, il jouera trois fois le rôle d'un acide monobasique et pourra se combiner avec 3 équivalents de bases, telles que la potasse, la soude, l'oxyde d'argent, etc.

Quand l'acide tribasique est combiné à 1 seul équivalent de protoxyde, le composé formé peut encore faire fonction d'acide bibasique, c'est-à-dire se combiner à 2 équivalents de base; combiné à 2 équivalents de base, il ne joue plus que le rôle d'un acide monobasique; combiné à un seul équivalent de base, l'acide est dit *saturé*, et le composé obtenu est ce que nous nommons le *sel neutre*. Cette expression de *sel neutre* est liée uniquement à la basicité de l'acide, et ne dépend en aucune façon de la réaction du composé sur les réactifs colorés, tels que la teinture de tournesol.

Les dénominations employées anciennement pour désigner les différents sels formés par le même acide et la même base diffèrent beaucoup de celles dont nous nous servons.

Dans l'ancienne nomenclature, on faisait dépendre la dénomination des sels des quantités croissantes d'acide toujours supposé monobasique que l'on combinait à un équivalent de base; aujourd'hui nous la faisons dépendre, au contraire, des quantités croissantes de base combinées à un équivalent d'acide polybasique. On peut montrer que, dans certains cas, il y a là plus qu'une simple différence de langage; c'est la composition même des sels qui se trouve mise en question.

Quand il ne s'agit, en effet, que d'un acide bibasique, de l'acide oxalique, par exemple, et que, de plus, le véritable sel neutre, c'est-à-dire le sel bimétallique, est en même temps neutre au tournesol, les deux interprétations correspondent à des résultats identiques. Autrefois, on neutralisait l'acide oxalique par la potasse et on avait l'oxalate neutre de potasse; à celui-ci on ajoutait autant d'acide oxalique qu'il en contient déjà, et on avait le bioxalate de potasse. Actuellement, à un équivalent d'acide oxalique nous combinons un équivalent d'un protoxyde, tel que la potasse, et le sel obtenu est l'oxalate monopotassique ou oxalate acide de potasse, substance qui peut jouer encore le rôle d'un acide monobasique, et engendrer ainsi l'oxalate dipotassique ou oxalate neutre de potasse. Dans les deux cas, les produits sont identiques, les expressions seules diffèrent.

Mais quand l'acide possède une basicité supérieure à 2, l'accord cesse d'exister. Il y a une trentaine d'années, pour un acide tribasique, par exemple, on nommait sel neutre le sel inactif sur le tournesol, bisel celui qui contenait 2 fois autant d'acide, et trisel celui qui en renfermait 3 fois autant. Dans le cas le plus simple, celui d'un acide dont le sel trimétallique n'agit pas sur le tournesol, il y a identité entre notre sel monométallique et l'ancien trisel, mais la composition du sel bimétallique et de l'ancien bisel est différente.

En effet, le trisel se préparait en ajoutant deux fois autant d'acide qu'il en contenait déjà, au sel neutralisé au tournesol; or, le sel ainsi neutralisé d'où l'on part, est composé de 1 équivalent d'acide pour 3 équivalents de base; le trisel obtenu renfermera donc 3 équivalents d'acide pour 3 équivalents de base, c'est-à-dire 1 équivalent d'acide pour 1 équivalent de base; ce qui est la constitution de notre sel monométallique. Mais pour le bisel, on ajoutait au sel trimétallique une fois seulement autant d'acide qu'il en contenait; le produit renfermait donc 2 équivalents d'acide pour 3 de base, ou bien 1 équivalent d'acide pour 3/2 ou 1 1/2 équivalent de base, tandis que notre sel bimétallique contient 1 équivalent d'acide pour 2 de base.

Ce qui précède se rapporte, je le répète, au cas le plus simple, à celui d'un acide tribasique dont le sel trimétallique serait neutre au tournesol. Il n'en va plus de même lorsque la neutralité au tournesol ne correspond pas au sel trimétallique. Une nouvelle cause d'erreur vient alors s'ajouter à la précédente. Or, je montrerai plus loin que c'est en particulier ce qui arrive pour l'acide aconitique et les aconitates.

D'ailleurs, les résultats que je vais exposer ont montré l'exactitude des prévisions auxquelles m'avaient conduit les rapprochements théoriques précédents.

Un autre ordre d'idées m'a également engagé à entreprendre ce travail. Je veux parler de l'intérêt théorique qui s'attache à l'acide aconitique. Cet acide est étroitement lié en effet aux acides citrique et carballylique.

On sait que l'acide aconitique diffère de l'acide citrique par une molécule d'eau en moins : $C^{12}H^{6}O^{12} = C^{12}H^{8}O^{14} + H^{2}O^{2}$.

D'un autre côté, l'acide carballylique peut être préparé par l'hydrogénation de l'acide aconitique : $C^{12}H^{8}O^{12} = C^{12}H^{6}O^{12} + H^{2}$.

Il en résulte que l'acide aconitique serait un acide incomplet, puisqu'on y peut fixer $H^{2}O^{2}$ ou H^{2}.

Ce travail a été fait au Laboratoire de Chimie organique de l'École supérieure de pharmacie sous la direction de M. le professeur Jungfleisch, que je prie de vouloir bien agréer l'expression de ma profonde reconnaissance pour les excellents conseils qu'il n'a cessé de me prodiguer.

HISTORIQUE.

1. L'acide aconitique a été retiré pour la première fois du suc d'aconit par Peschier (1) en 1820. Braconnot (2) et Regnault (3) le rencontrèrent un peu plus tard dans les *Equisetum fluviatile* et *limosum*, et le nommèrent acide équisétique.

Enfin Dahlstroem (4), élève de Berzélius, découvrit, par l'action de la chaleur sur l'acide citrique, un acide particulier qu'il démontra être identique avec l'acide retiré de l'aconit.

C'est Büchner jeune (5) qui a parlé le premier de ses combinaisons salines; il a décrit quelques aconitates alcalins.

Plus tard, Crasso (6), dans plusieurs mémoires, s'est occupé de cet acide, mais surtout au point de vue de sa préparation au moyen de l'acide citrique; le procédé qu'il a donné a été pendant longtemps le seul suivi, bien qu'il laissât beaucoup à désirer au

---

(1) Peschier, *N. Journ. des Pharm.*, V, Trommsdorff, V, 193; et VIII, 1, 266.

(2) Braconnot, *Ann. de chimie et de Phys.*, (2), XIX, 10.

(3) Regnault, *Ann. de chimie et de Phys.*, (2), LXII, 208.

(4) Dahlstroem, *Journ. füs prahls*, Chem. XIV, 355.

(5) L. A. Büchner, *Repert. f. Pharm.*, V. Büchner, LXVIII, 145.

(6) Crasso, *Ann. de Chimie, u. Pharm.*, XXXIV, 56. — *Ann. de chimie et de Phys.*, (2), LXI, 182. — *Ann. de chimie et de Phys.*, (3), I, 311.

point de vue de la qualité et du rendement de l'acide produit. Les quantités assez considérables d'acide aconitique qui m'ont été nécessaires pour faire ce travail, ont été préparées par le procédé de M. Pawolleck, après lui avoir fait subir quelques importantes modifications; je publierai ultérieurement ce mode de préparation, qui donne un acide très pur et avec un rendement abondant.

Baup (1) dans un mémoire assez étendu a décrit un certain nombre d'aconitates, et, depuis lors, personne ne semble s'être occupé de l'acide aconitique au point de vue de ses combinaisons métalliques. Signalons cependant la description par Arno Behr (2) d'un aconitate tricalcique à 6 équivalents d'eau; ce sel qu'il m'a été impossible de reproduire, avait été préparé avec de l'acide aconitique extrait des mélasses de canne à sucre.

En résumé, nous ne trouvons guère que dans le mémoire de Baup des renseignements sur les sels de l'acide aconitique; mais les résultats que j'ai obtenus étant en beaucoup de points différents de ceux de ce savant distingué, je crois nécessaire de faire ressortir la cause générale de ces divergences en prenant comme exemple la préparation des sels potassiques.

Sous l'empire des idées d'alors, Baup neutralisait

---

(1) Baup, *Ann. de chimie et de Phys.*, (3), XXX, 312.

(2) Arno Behr, *Deutsch. chem. Gesellsch*, t. X, p. 351.

au tournesol une solution d'acide aconitique par la potasse caustique et avait ce que l'on appelait l'aconitate neutre de potasse, sel donné jusqu'ici comme incristallisable par tous les auteurs. Or, on verra plus loin que le véritable aconitate neutre, c'est-à-dire le sel tripotassique, est alcalin au tournesol et cristallise facilement, l'aconitate dipotassique est, au contraire, acide à ce même réactif. Quant au prétendu sel neutre, il ne consistait en réalité qu'en un mélange du sel dipotassique avec un excès de potasse, mais ne renfermait pas assez de cette base pour avoir la composition du sel tripotassique (1).

C'est cependant de ce produit mal défini que Baup partait pour avoir les deux autres sels potassiques, ceux qu'il appelait le diaconitate et le triaconitate potassiques.

Pour avoir son triaconitate potassique, c'est-à-dire notre aconitate monopotassique, « il ajoutait à 1 partie d'acide neutralisé par la potasse, 2 parties « d'acide libre. » On voit qu'il préparait ainsi une

(1) Quand on fait un titrage alcalimétrique d'une solution d'acide aconitique, on constate que, pour ramener au bleu le tournesol, il faut toujours employer une quantité d'alcali inférieure à celle qu'exige la théorie pour le véritable sel neutre, mais variable avec la concentration des liqueurs ; il en faut d'autant plus que les solutions sont plus étendues. Cela tient à ce que l'acide aconitique étant un acide faible, l'acide et la base se séparent en proportions variant avec la quantité d'eau ; il y a équilibre entre le sel, l'acide et la base libres, et l'eau.

solution renfermant un excès d'acide, puisque l'acide neutralisé conservait déjà trop d'acide pour avoir la composition de l'aconitate tripotassique.

Pour le sel dipotassique, voici ce qu'il disait : « Si « pour la préparation de ce sel, on ajoute, *comme « cela se pratique ordinairement* pour former les « bisels, 1 partie d'acide libre à 1 partie d'acide neu- « tralisé par la potasse, le sel que l'on obtient dans « les premières cristallisations n'est point un bisel, « comme il était naturel de le supposer avant de « l'avoir examiné, c'est un sel avec une plus forte « proportion d'acide. » C'est très probablement le sel monopotassique qui cristallise de cette solution. « Plus tard, dit-il, on obtient, en concentrant les « eaux-mères, un sel différent qui se décompose par « l'eau en sel plus acide qui se précipite ; » c'est qu'alors il a affaire à un mélange des deux sels, le monopotassique étant le moins soluble se sépare le premier. Aussi pour préparer ce diaconitate de potasse conseille-t-il d'ajouter à 1 partie d'acide neutralisée *environ* 1/2 partie d'acide libre, ce qui le rapproche évidemment davantage de la composition vraie.

DES ACONITATES EN GÉNÉRAL.

1. L'acide aconitique est un acide tribasique, c'est-à-dire qu'avec la même base il peut donner trois sels différents. Les aconitates mono et dimétalliques sont très solubles dans l'eau et ont une réaction nettement acide. Parmi les aconitates saturés ou trimétalliques, les uns sont excessivement solubles dans l'eau (aconitates alcalins, etc.), d'autres le sont très peu (aconitates de cadmium, de strontium, de calcium, de cobalt et de nickel, etc.), d'autres enfin sont complètement insolubles (aconitates de baryum, de fer, de plomb, etc.). Tous ceux qui sont solubles fournissent une solution qui bleuit la teinture de tournesol.

D'une façon générale, les aconitates se font remarquer par la facilité avec laquelle ils donnent des solutions sursaturées, par la propriété que possèdent un grand nombre de leurs solutions de donner naissance, lorsqu'on les porte à l'ébullition, à un précipité qui se redissout plus ou moins à froid (aconitates saturés de calcium, de strontium, de nickel, de manganèse, de cadmium et de zinc).

2. L'acide aconitique libre donne un précipité avec les solutions de perchlorure de fer, d'azotate mercureux, d'acétate de plomb, etc.

Il ne donne rien avec les solutions des sels suivants : nitrate d'argent, chlorures et azotates de calcium, strontium et baryum, sulfates d'alumine et de chrôme, sulfate de cuivre, azotate acide de bismuth, azotate de plomb, proto et bichlorures d'étain.

Les aconitates alcalins mono et dimétalliques se comportent comme l'acide libre.

Les aconitates tripotassique et trisodique donnent avec le perchlorure de fer un précipité ocreux très volumineux et gélatineux ; avec le nitrate d'argent, un précipité blanc caillebotté, très altérable à la lumière et noircissant par l'ébullition ; avec le chlorure et l'azotate de baryum, un précipité blanc gélatineux soluble dans un excès d'aconitate.

Avec les chlorures et les azotates de calcium et de strontium, on n'a pas de précipité. Le sulfate d'alumine donne un précipité blanc, le sulfate de chrôme un précipité verdâtre, le sulfate de cuivre un précipité bleu verdâtre avec les aconitates alcalins saturés. Tous ces précipités sont solubles dans un excès du sel alcalin et du réactif.

Avec l'azotate acide de bismuth on obtient un précipité blanc et avec l'azotate de plomb un précipité également blanc, de même qu'avec le proto et le bichlorure d'étain ; et comme précédemment, ces précipités sont solubles dans un excès du sel et du réactif.

ACONITATES DE POTASSE.

1. J'ai réussi à obtenir les trois sels de potasse cristallisés, tandis que Baup déclarait l'aconitate tripotassique incristallisable. Ces sels ont été préparés dans les mêmes conditions; à 1 équivalent d'acide dissous dans l'eau, j'ai ajouté 1, 2 ou 3 équivalents de potasse caustique en solution concentrée, et j'ai évaporé au bain-marie en consistance sirupeuse; puis les liqueurs ont été abandonnées à la cristallisation à l'air libre. Ces solutions se sursaturent facilement, et les premiers cristaux sont très longs à se montrer; mais dès qu'on en a à sa disposition, on fait cesser assez rapidement la sursaturation.

Il faut avoir soin, et ceci est une remarque générale pour la préparation de tous les sels de l'acide aconitique et de cet acide lui-même, de laisser le moins longtemps possible leurs solutions exposées à l'action de la chaleur, même à celle du bain-marie, parce qu'elles se colorent et cristallisent alors plus difficilement.

Les solutions des sels mono et dipotassiques sont incolores et très-acides au tournesol ; tandis que celles de l'aconitate tripotassique sont légèrement colorées et bleuissent la teinture rouge de tournesol.

2. *Aconitate monopotassique.* $C^{12}H^{5}KO^{12}$. — Les cristaux d'aconitate monopotassique rappellent assez bien par leur forme ceux d'acide aconitique déposés aussi d'une solution aqueuse; ils ressemblent à des grains de sable pressés les uns contre les autres ; ils sont surnagés par une eau-mère très peu colorée qui a pour densité 1,31 à + 15°.

Les cristaux essorés entre des doubles de papier buvard ou mieux à la trompe sont incolores et forment des prismes microscopiques, allongés et tronqués au sommet.

L'aconitate monopotassique est très-soluble dans l'eau : 1 gramme se dissout dans environ 9 grammes d'eau à + 17°.

	POIDS DE LA SOLUTION saturée à + 17°	RÉSIDU A + 100°	POIDS D'EAU pour 1 gr. de sel
I. —	12gr,9766	1gr,2566	9,3
II. —	13gr,5897	1gr,334	9,1

Les cristaux d'aconitate monopotassique sont anhydres ; ils ne changent pas de poids à 100°, et commencent à se décomposer dès 110°.

L'analyse de cristaux provenant de plusieurs opérations m'a donné les résultats suivants :

I. — 0,207 gr. de sel séché dans le vide sec ont fourni par calcination avec l'acide sulfurique 0,085 de sulfate de potasse.

II. — 0,872 gr. de matière ont donné 0,360 de sulfate de potasse.

III. — 0,4982 ont donné 0,2032 de sulfate de potasse.

	TROUVÉ			CALCULÉ POUR
	I	II	III	$C^{12}H^5KO^{12}$
K	18,40	18,40	18,27	18,39

3. *Aconitate dipotassique* $C^{12}H^4K^2O^{12} + 2HO$. — Cet aconitate de potasse forme des cristaux transparents qui, au microscope, offrent l'aspect de prismes très-nets, presque jamais tronqués au sommet, et fréquemment mâclés par la face la plus développée.

L'eau-mère, d'où ils se sont déposés, a pour densité 1,49 à + 15°.

Baup dit que « si on dissout ce sel dans 3 à 4 par-« ties d'eau froide, il se décompose aussitôt; un sel « plus acide que le biaconitate se dépose sous « forme de poudre cristalline, et la liqueur se trouve « contenir du bisel avec du sel neutre. »

J'ai montré plus haut (page 17) que le biaconitate de Baup n'était autre chose qu'un mélange des deux aconitates di et monopotassiques et que c'était ce dernier qui se déposait lors de la solution du mélange dans l'eau, parce qu'il est bien moins soluble. L'aconitate dipotassique est, au contraire, excessivement soluble dans l'eau et sans trace de décomposition; la solution se sursature très facilement à ce point que le sel peut se dessécher sans cristalliser par évaporation spontanée à l'air libre, si on ne fait pas cesser cette sursaturation avec un cristal déjà formé.

POIDS DE LA SOLUTION saturée à + 16°	RÉSIDU + 100°	POIDS D'EAU pour 1 gr. de sel
I. — 13,5044	3,691	2,65
II. — 17,6925	4,836	2,65

Il faut donc à + 16° 2,65 gr. d'eau pour dissoudre 1 gr. de sel.

L'aconitate dipotassique séché sur l'açide sulfurique, répond à la formule $C^{12}H^{4}K^{2}O^{12} + 2HO$.

A 100° les cristaux ne perdent pas complètement leur eau de cristallisation ; dans deux dosages effectués sur des échantillons différents, j'ai trouvé 5,70 et 5,69 0/0 de perte au lieu de 6,7 qui correspond à la perte de 2HO. Il faut chauffer jusqu'à 130° pour que la perte soit complète. Si on continue à chauffer au-dessus de 130°, le poids du sel ne varie pas jusqu'à 150° ; et c'est seulement à cette température que le sel commence à se décomposer.

I. — 0,1757 gr. de sel desséché par son exposition au-dessus de l'acide sulfurique ont perdu 0,010 à 100° et 0,0118 à 130°.

II. — 0,4866 gr. ont perdu 0,028 à 100°.

J'ai dosé la potasse, d'une part, dans le sel séché au-dessus de l'acide sulfurique, et d'autre part, dans le sel exposé à 130°, jusqu'à cessation de perte de poids, c'est-à-dire dans l'aconitate dipotassique anhydre, afin de contrôler les dosages de l'eau de cristallisation.

III. — 0,227 gr. de matière séchée au-dessus de l'acide sulfurique ont donné 0,1474 gr. de sulfate de potasse.

IV. — 0,180 gr. de sel desséché dans les mêmes conditions, ont produit 0,1165 de sulfate de potasse.

	TROUVÉ				CALCULÉ POUR
	I	II	III	IV	$C^{12}H^4K^2O^{12} + 2HO$
K			29,1	29,0	29,1
HO à + 100° —	5,69	5,70			
HO à + 130° —	6,7				6,7

V. — 0,1762 gr. du sel séché à 130° ont donné 0,1226 gr. de sulfate de potasse.

VI. — Enfin 0,1395 gr. du même sel dépouillé de son eau de cristallisation à 130°, ont donné 0,0968 de sulfate de potasse.

	TROUVÉ		CALCULÉ POUR
	V	VI	$C^{12}H^4K^2O^{12} + 2HO$
K	31,20	31,10	31,10

4. *Aconitate tripotassique* $C^{12}H^3K^3O^{12} + 4HO$. — L'aconitate tripotassique se prépare avec 3 équivalents de potasse caustique et 1 équivalent d'acide aconitique.

La solution évaporée en consistance sirupeuse donne des cristaux ayant l'aspect d'aiguilles feutrées les unes dans les autres et surnagées par une eau-mère assez colorée, qui a pour densité 1,47 à + 15°.

Les cristaux essorés et séchés ensuite entre des doubles de papier buvard, constituent des aiguilles extrêmement déliées, soyeuses et très brillantes, qui se brisent facilement par frottement. Ils sont très déliquescents. Au microscope ils se présentent sous la forme de prismes allongés et très étroits, accolés les uns aux autres en très grand nombre et d'une façon irrégulière, le plus souvent en amas rayonnés. Les cristaux séchés par une exposition prolongée au-dessus de l'acide sulfurique, ont pour formule $C^{12}H^3K^3O^{12} + 4HO$.

Ils perdent 2 équivalents d'eau à 100°. Si on élève la température au-dessus de 100°, le sel ne change pas de poids entre 100 et 125° ; puis, à partir de ce point, il recommence à perdre de l'eau jusqu'à 150° : 9, 6 et 9, 7 0/0 à partir du sel à 4HO dans deux expériences faites sur des préparations différentes, c'est-à-dire 1 0/0 environ de plus que la perte de 3HO qui correspondrait à 8,3 0/0. En même temps, le sel se colore en jaune citron clair. Puis entre 150° et 190° le poids du sel ne change plus, mais la coloration se fonce; enfin entre 190° et 195° le sel finit de perdre complètement ses 4 équivalents d'eau. Et ce n'est qu'au-dessus de 200° qu'il commence à se décomposer. J'ai voulu vérifier que le sel chauffé à 190°-195° n'était pas altéré; pour cela, j'ai humecté le résidu avec de l'eau de façon à en opérer la solution, puis j'ai évaporé à l'étuve à eau bouillante ; dans ces conditions le sel reprend le poids qu'il avait primitivement à 100°.

I. — 0,108 gr. de matière séchée par son exposition

au-dessus de l'acide sulfurique, ont perdu 0,006 à 100°; et 0,012 à 195°.

II. — 0,2803 gr. de sel déjà chauffé à 100° jusqu'à cessation de perte de poids, ont perdu à 195° 0,0155.

J'ai dosé d'abord la potasse dans le sel à 4 équivalents d'eau.

III. — 0,163 gr. de matière séchée au-dessus de l'acide sulfurique ont donné 0,131 de sulfate de potasse.

IV. — 0,1462 gr. de sel desséché dans les mêmes conditions ont produit 0,1172 de sulfate de potasse.

	TROUVÉ			CALCULÉ POUR	
	I	III	IV	$C^{12}H^3K^3O^{12} + 4HO$	
K		36,02	35,94	36,11	
				perdant 2HO	perdant 4HO
HO à + 100°	5,5			5,5	
HO à + 195°	11,11				11,11

Enfin j'ai analysé plusieurs échantillons d'aconitate tripotassique séché à 100°, et qui ne renfermait plus dès lors que 2 équivalents d'eau de cristallisation.

V. — 0,146 gr. de matière ont donné 0,125 de sulfate de potasse.

VI. — 0,3021 gr. de sel aussi séché à 100° ont produit 0,259 de sulfate de potasse.

VII. — 0,2483 gr. de matière analogue ont donné 0,213 de sulfate de potasse.

	TROUVÉ				CALCULÉ POUR
	II	IV	VI	VII	$C^{12}H^3K^3O^{12} + 2HO$
K		38,37	38,39	38,44	38,36
HO de 100° à 195°	5,53				5,86

ACONITATES DE SOUDE.

1. J'ai préparé les trois aconitates de soude exactement comme les trois sels correspondants de potasse, c'est-à-dire en ajoutant à un poids connu d'acide aconitique en solution aqueuse des quantités équivalentes d'une solution titrée de soude caustique. Ensuite j'ai évaporé au bain-marie en consistance sirupeuse. Mais ce que j'ai dit à propos de la sursaturation des sels de potasse, je dois le répéter ici et avec bien plus de raison ; les premiers cristaux sont très difficiles à obtenir ; et cela tient non-seulement à leur grande tendance à la sursaturation, mais aussi à leur extrême solubilité qui fait qu'on ne les a jamais qu'empâtés dans une eau-mère sirupeuse qu'il est très difficile de séparer.

2. *Aconitate monosodique.* — La solution évaporée au bain-marie jusqu'en consistance sirupeuse n'a pas laissé déposer de cristaux, mais toute la matière s'est contractée au centre de la capsule sous forme d'une masse molle à surface vermiculaire ; l'intérieur de la masse est homogène et nullement cristallin. Ne pouvant obtenir ce sel par évaporation spontanée de sa solution aqueuse, j'ai ajouté à la solution sirupeuse chauffée au bain-marie, de l'alcool à 95° jusqu'à commencement de précipitation, et la capsule recouverte d'une lame de verre a été abandonnée au refroidissement. Cette capsule est tapissée de cristaux mamelonnés que j'ai essorés à la trompe, lavés à l'alcool fort et enfin séchés entre des doubles de papier buvard. Mais la poudre cristalline ainsi obtenue a la composition d'un mélange d'aconitates mono et disodiques.

I. — 0,3258 gr. de cette matière séchée au-dessus de l'acide sulfurique ont donné 0,161 de sulfate de soude.

II. — 0,337 gr. de la même substance ont produit 0,1662 de sulfate de soude.

Le produit d'une autre opération m'a donné les résultats suivants :

III. — 0,1759 gr. de matière ont fourni 0,0773 de sulfate de soude.

IV. — 0,1674 gr. en ont donné 0,0726.

	TROUVÉ				CALCULÉ POUR	
	I	II	III	IV	$C^{12}H^{5}NaO^{12}$	$C^{12}H^{4}Na^{2}O^{12}$
Na	15,99	15,96	14,2	14,05	11,73	21,10

Cependant, au bout de plusieurs mois, il s'était déposé des cristaux dans une solution aqueuse d'aconitate monosodique exposée à l'évaporation spontanée. Mais ceux-ci répondent par leur analyse à de l'acide aconitique libre mélangé d'un peu d'aconitate de soude.

I. — 0,450 gr. de cette matière séchée au-dessus de l'acide sulfurique, ont produit 0,069 de sulfate de soude.

II. — 0,7158 gr. de la même substance ont donné 0,102 de sulfate de soude.

TROUVÉ			CALCULÉ POUR
	I	II	$C^{12}H^{5}NaO^{12}$
Na	4,8	4,7	11,73

En résumé, on voit que je n'ai pas réussi à isoler l'aconitate monosodique. D'ailleurs, Baup n'a pas obtenu probablement un meilleur résultat, car il ne parle pas du tout de ce sel.

3. *Aconitate disodique.* $C^{12}H^{4}Na^{2}O^{12} + 3HO$. — La solution aqueuse évaporée en consistance sirupeuse et abandonnée à l'air libre, se contracte au centre de la capsule en présentant le même aspect que le sel précédent.

Additionné d'alcool fort au bain-marie jusqu'à commencement de précipitation, la solution n'a laissé déposer que très peu de cristaux par le refroidissement. J'ai dû ajouter à la solution aqueuse concentrée de l'alcool fort en excès et recueillir le précipité cristallin qui, essoré à la trompe, lavé à l'alcool fort, séché entre des doubles de papier buvard, se présente sous l'aspect de lames extrêmement petites, blanches et accolées ensemble en grand nombre. Au microscope ces lames semblent être des prismes très fréquemment mâclés en genou.

Ces cristaux répondent à la formule $C^{12}H^{4}Na^{2}O^{12} + 3HO$.

J'ai pu obtenir aussi ce même aconitate disodique cristallisé d'une solution aqueuse sans addition d'alcool, en amorçant celle-ci avec un cristal du sel précipité par l'alcool et abandonnant le tout à l'air pendant plusieurs mois. Le sel obtenu dans ces conditions est identique à celui que donne la précipitation par l'alcool fort. Il se présente au microscope, sous la forme de lames rectangulaires ou hexagonales, et dans ce dernier cas l'hexagone est très allongé; les formes de passage entre le rectangle et l'hexagone sont très fréquentes.

Je n'ai pas constaté, comme le dit Baup, que ce sel s'effleurissait à l'air.

A 100° il ne change même pas de poids et reste parfaitement blanc après une exposition prolongée pendant plus de huit jours à cette température.

Il perd toute son eau à 135°, et se décompose vers 145°.

I. — 1,0146 gr. ont perdu 0,113 à 135°.

J'ai dosé, comme toujours, la soude à l'état de sulfate de soude fondu.

II. — 0,3342 gr. de sel, séché au-dessus de l'acide sulfurique, ont donné 0,1942 de sulfate de soude.

III. — 0,3362 gr. de la même matière ont donné 0,1952 de sulfate de soude.

Les deux analyses précédentes ont été faites sur le sel précipité par l'alcool; la suivante provient du sel cristallisé spontanément d'une solution aqueuse.

IV. — 0,4002 de matière ont fourni 0,2316 de sulfate de soude.

	TROUVÉ				CALCULÉ POUR
	I	II	III	IV	$C^{12}H^4Na^2O^{12} + 3HO$
Na		18,8	18,7	18,7	18,7
HO	11,13				11,07

4. *Aconitate trisodique.* $C^{12}H^3Na^3O^{12} + 2HO$. — Ce sel est le plus difficile des aconitates alcalins à obtenir cristallisé. Baup le dit incristallisable.

La solution concentrée reste pendant plusieurs mois sans trace de cristallisation, puis quelques cristaux finissent par se montrer çà et là ; quand on en a déjà à sa disposition pour faire cesser la sursaturation, les premiers cristaux apparaissent assez vite. Quoi qu'il en soit, ces cristaux augmentent très lentement de volume et ce n'est que plusieurs semaines après leur première apparition que le fond de la capsule est tapissé d'une masse cristalline surnagée par une eau-mère très épaisse et colorée qui a pour densité 1,45 à 15°. Pour isoler cette matière, après l'avoir fait égoutter, je la place entre deux plaques poreuses sous une cloche. Elle a plutôt l'aspect d'une bouillie cristalline que de cristaux isolables ; aussi n'ai-je pu l'essorer à la trompe et encore moins entre des doubles de papier buvard.

Une fois desséché, l'aconitate trisodique offre l'apparence de plaques cristallines blanches, formées par l'enchevêtrement de très petits cristaux pressés les uns contre les autres.

Le sel abandonné dans le vide au-dessus de l'acide

sulfurique, ou maintenu à 100° jusqu'à poids constant est anhydre et répond à la formule $C^{12}H^3Na^3O^{12}$. Il ne commence à se décomposer qu'à 165°.

Exposé sous une cloche au-dessus de l'acide sulfurique et à la pression ordinaire, il renferme toujours 1 0/0 d'eau, même après plusieurs mois.

Afin de doser son eau de cristallisation, j'ai essoré l'aconitate trisodique entre des doubles de papier buvard, mais il m'a été impossible par ce procédé d'arriver à un sel ayant une composition fixe. Alors je l'ai desséché par un courant d'air à 50°-60° jusqu'à poids constant; dans ces conditions, le sel a la formule $C^{12}H^3Na^3O^{12} + 2HO$.

L'aconitate trisodique est un corps excessivement déliquescent.

I. — 0,423 gr. de matière, séchée dans le vide sec, ont donné 0,373 de sulfate de soude.

II. — 0,2701 gr. de sel séché à 100° ont produit 0,2386 de sulfate de soude.

III. — 0,2188 gr. de matière séchée aussi à 100° ont produit 0,193 de sulfate de soude.

	TROUVÉ			CALCULÉ POUR
	I	II	III	$C^{12}H^3Na^3O^{12}$
Na	28,56	28,61	28,57	28,75

Les deux analyses suivantes ont été faites sur le sel séché à 50°-60°.

IV. — 0,5598 gr. de matière ont donné 0,4707 de sulfate de soude.

V. — 0,3361 gr. de la même substance ont produit 0,277 de sulfate de soude.

	TROUVÉ		CALCULÉ POUR
	IV	V	$C^{12}H^3Na^3O^{12} + 2HO$
Na	26,3	26,6	26,7

ACONITATE DE LITHINE.

1. Une solution de un équivalent d'acide aconitique a été saturée à l'ébullition par trois équivalents de carbonate de lithine.

La liqueur obtenue a été évaporée au bain-marie jusqu'en consistance sirupeuse, puis abandonnée à l'air libre. Elle était restée sirupeuse même au bout de plusieurs mois.

Ne pouvant arriver à faire cristalliser l'aconitate de lithine de sa solution aqueuse, j'ai additionné celle-ci de son volume d'alcool à 95°; après agitation, le liquide hydroalcoolique s'est séparé en deux couches bien nettes; une couche inférieure sirupeuse et une couche supérieure alcoolique. J'ai abandonné le flacon bouché jusqu'au lendemain, et à la surface de séparation des deux couches, quelques cristaux avaient pris naissance; en agitant, la sursaturation de la partie inférieure a cessé immédiatement et le tout s'est solidifié en un gâteau cristallin que j'ai essoré à la trompe, et lavé plusieurs fois à l'alcool fort.

On voit que l'alcool concentré a servi à enlever à la liqueur aqueuse une partie de son eau qu'elle ne pouvait perdre par évaporation spontanée.

2. L'aconitate de lithine ainsi obtenu se présente sous l'aspect d'une poudre blanche légère, très nettement cristalline; au microscope, on voit de petits prismes allongés, groupés en nombre considérable.

Ce sel est excessivement soluble dans l'eau et la solution est alcaline au tournesol, comme tous les sels trimétalliques solubles de l'acide aconitique.

Il est soluble dans l'alcool à 90°, plus à chaud qu'à froid. Cristallisé de sa solution alcoolique, il a la même forme cristalline que précédemment.

L'aconitate tripotassique chauffé à 100° ne change pas de poids; il ne commence à perdre son eau qu'à 110°; les deux premiers équivalents s'en vont à 145°. A 180°, toute son eau est partie, et la décomposition commence à 200°.

I. — 0,3281 gr. de sel séché au-dessus de l'acide sulfurique, ont perdu 0,042 à 145°, et 0,083 à 180°.

J'ai dosé le lithium à l'état de sulfate, par la calcination de la matière avec l'acide sulfurique.

II. — 0,250 gr. de sel ont fourni 0,1805 de sulfate de lithine.

III. — 0,2545 gr. de la même matière ont donné 0,183 de sulfate de lithine.

	TROUVÉ			CALCULÉ POUR	
	I	II	III	$C^{12}H^{3}Li^{3}O^{12} + 4HO$	
Li		9,17	9,15	9,21	
				perdant 2HO	perdant 4HO
HO à 145°	7,95			7,89	
HO à 180°	15,71				15,78

ACONITATES DE CHAUX.

1. *Aconitate monocalcique.* — Je n'ai pas réussi à obtenir ce sel en additionnant une solution d'acide aconitique de la quantité correspondante de chaux caustique, et en évaporant la solution limpide et très acide, d'abord au bain-marie, puis à l'air libre; il ne s'est pas formé de cristaux.

J'ai précipité cette solution par l'alcool à 95°.

Ce précipité blanc, floconneux, lavé avec ce même alcool, puis séché, ne correspond pas à la formule de l'aconitate monocalcique; il renferme plus de chaux que ce dernier. C'est probablement un mélange d'aconitate tricalcique et d'aconitate mono ou dicalcique; il est d'ailleurs acide au tournesol, tandis que le sel tricalcique est alcalin.

I. — 0,228 gr. de matière ont donné 0,1561 de sulfate de chaux.

II. — 0,2222 gr. de la même matière ont donné 0,1537 de sulfate de chaux.

TROUVÉ			CALCULÉ POUR		
	I	II	$C^{12}H^5CaO^{12}$	$C^{12}H^4Ca^2O^{12}$	$C^{12}H^3Ca^3O^{12} + 3HO$
Ca	20,12	20,34	10,36	18,86	23,25

Je n'ai donc pu préparer un sel répondant à la formule de l'aconitate monocalcique.

2. *Aconitate dicalcique*, $C^{12}H^4Ca^2O^{12} + 2HO$. — J'ai préparé ce sel en ajoutant à une solution de 1 équivalent d'acide aconitique, 2 équivalents de chaux caustique pure.

Toute la chaux se dissout et on obtient ainsi une liqueur limpide très acide qui, concentrée au bain-marie et abandonnée ensuite à l'évaporation spontanée, s'est desséchée sans avoir donné la moindre trace de cristal.

La matière présente alors l'aspect de la gomme arabique; elle est fendillée et se pulvérise facilement.

La poudre est d'un blanc très légèrement jaunâtre; elle est excessivement soluble dans l'eau.

Ce produit répond à la formule $C^{12}H^4Ca^2O^{12} + 2HO$.

A 100°, il perd un équivalent d'eau; le second part à 130°; enfin le sel se décompose à 145°.

I. — 0,161 gr. de la matière séchée au-dessus de l'acide sulfurique, ont perdu 0,0063 à 100°

II. — 0,8955 gr. de la même matière, mais maintenue d'abord à 100° jusqu'à poids constant, c'est-à-dire privée de son premier équivalent d'eau, ont perdu 0,0355 à 130°.

J'ai dosé la chaux à l'état de sulfate par calcination avec l'acide sulfurique.

III. — 0,2065 gr. de matière ont donné 0,122 de sulfate de chaux.

IV. — 0,1662 gr. de la même matière ont produit 0,0977 de sulfate de chaux.

	TROUVÉ				CALCULÉ POUR
	I	II	III	IV	$C^{12}H^4Ca^2O^{12} + 2HO$
Ca			17,33	17,29	17,39
					pour 1HO
HO à 100°	3,9				3,91
HO de 100° à 130°	3,9				pour le 2e HO 3,91

3. Comme la solution d'aconitate dicalcique précipite abondamment par l'alcool, je l'ai additionnée d'alcool à 95° jusqu'à cessation de précipité.

Ce précipité floconneux constitue, après dessiccation, une poudre très blanche. Mais ce n'est pas, comme je l'espérais, de l'aconitate dicalcique. C'est un mélange d'aconitate tricalcique et d'aconitate dicalcique qui a une réaction acide au tournesol.

Ce mélange qui renferme 21,6 0/0 de calcium serait composé de 28 0/0 d'aconitate dicalcique $C^{12}H^4Ca^2O^{12} + 2HO$ et de 72 0/0 d'aconitate tricalcique $C^{12}H^3Ca^3O^{12} + 3HO$.

I. — 0,227 gr. de la matière séchée au-dessus de l'acide sulfurique, ont donné 0,166 de sulfate de chaux.

II. — 0,3075 gr. de la même matière ont donné 0,2275 de sulfate de chaux.

TROUVÉ		CALCULÉ POUR	
I	II	$C^{12}H^4Ca^2O^{12} + 2HO$	$C^{12}H^3Ca^3O^{12} + 3HO$
Ca 21,5	21,7	17,39	23,25

4. *Aconitate tricalcique* $C^{12}H^3Ca^3O^{12} + 3HO$. — J'ai étudié avec quelques détails l'aconitate tricalcique parce que ce sel présente certaines particularités assez intéressantes qui n'ont pas été signalées par les auteurs et qui expliquent divers faits encore incompris qui intéressent la pratique pharmaceutique. Exposons d'abord les faits que nous avons observés.

5. On peut préparer l'aconitate tricalcique par l'action de l'acide aconitique, soit sur le carbonate de chaux, soit sur la chaux caustique.

1° Pour l'obtenir par le premier procédé, on délaie dans une solution assez concentrée et froide d'acide aconitique un poids un peu supérieur à la quantité théorique de carbonate de chaux en poudre fine ou mieux récemment précipité. On agite fréquemment jusqu'à cessation de dégagement gazeux, ce qui est très long. La liqueur filtrée est légèrement alcaline au tournesol et renferme l'aconitate tricalcique.

2° Au lieu d'employer du carbonate de chaux, si on prend de la chaux caustique, la préparation est finie bien plus rapidement. On fait un lait de chaux avec un poids connu de chaux vive très pure et on le verse dans une solution froide d'acide aconitique en quantité strictement équivalente pour avoir le sel tricalcique. La dissolution est complète au bout de quelques minutes.

6. Les dissolutions d'aconitate tricalcique ainsi obtenues donnent des sels différents suivant les traitements qu'on leur fait subir.

Si l'on évapore à froid l'une ou l'autre solution, il ne se dépose aucun cristal pendant toute la durée de l'évaporation, et à la fin on obtient, comme résidu, une masse gommeuse.

Celle-ci, abandonnée à l'air, se dessèche en se fendillant et présente alors l'aspect de la gomme arabique. Une fois sèche, cette matière se pulvérise très bien, et la poudre est d'un blanc très légèrement jaunâtre, parfaitement soluble dans l'eau froide, et cette solution jouit des mêmes propriétés que la solution primitive, c'est-à-dire donne à l'ébullition un précipité qui se redissout à froid, comme nous le verrons plus loin.

Cette poudre, séchée au-dessus de l'acide sulfurique, est constituée par de l'aconitate tricalcique renfermant 3 équivalents d'eau : $C^{12}H^{3}Ca^{3}O^{12} + 3HO$.

I. — 0,3434 gr. de matière ont produit, par calcination avec l'acide sulfurique, 0,2735 de sulfate de chaux.

II. — 0,3684 gr. de la même matière ont donné 0,2918 de sulfate de chaux.

	TROUVÉ		CALCULÉ POUR
	I	II	$C^{12}H^{3}Ca^{3}O^{12} + 3HO$
Ca	23,41	23,12	23,25

Quant au dosage de l'eau de cristallisation dans ce sel, je renvoie au paragraphe spécial qui traite de ce sujet.

7. Au lieu de préparer à froid l'aconitate de chaux, si l'on opère avec une solution bouillante d'acide aconitique à laquelle on ajoute, par petites quantités à la fois, du carbonate de chaux en poudre fine, tant que la liqueur communique à la teinture de tournesol la couleur rouge pelure d'oignon, il se forme un précipité blanc nettement cristallin. Ce précipité lavé à l'eau bouillante et séché au-dessus de l'acide sulfurique, répond à la même formule que le sel de chaux soluble et amorphe : $C^{12}H^{3}Ca^{3}O^{12} + 3HO$.

III. — 0,281 gr. de matière ont donné 0,2202 de sulfate de chaux.

IV. — 0,3448 gr. de la même substance ont produit 0,2702 de sulfate de chaux.

L'aconitate de chaux ainsi obtenu est en cristaux microscopiques : il constitue, à proprement parler, plutôt une poudre cristalline que des cristaux isolés.

On peut avoir ce sel sous forme de cristaux très nets en évaporant, au bain-marie à 80°-90°, une solution d'aconitate de chaux faite à froid. Il se forme des cristaux isolés sur les parois de la capsule et à la surface du liquide; mais je n'ai jamais constaté la présence d'une croûte cristalline; par le refroidissement, ces cristaux n'augmentent ni en nombre, ni en grosseur.

Ils répondent à la formule ordinaire $C^{12}H^{3}Ca^{3}O^{12} + 3HO$.

V. — 0,2116 gr. de matière ont donné 0,1675 de sulfate de chaux.

VI. — 0,2063 gr. de la même matière ont donné 0,165 de sulfate de chaux.

	TROUVÉ				CALCULÉ POUR
	III	IV	V	VI	$C^{12}H^{3}Ca^{3}O^{12} + 3HO$
Ca	23,02	23,04	23,25	23,35	23,25

8. La solution d'aconitate tricalcique préparée à froid, commence à se troubler si on la porte à la température de 80°; à l'ébullition le précipité est très abondant; il disparaît par le refroidissement. Mais si on maintient l'ébullition pendant quelques minutes, il devient cristallin et ne se redissout plus en totalité; plus la température est élevée et plus la durée de la chauffe est prolongée, moins la quantité de sel calcaire redissoute par le refroidissement est considérable.

Afin de m'assurer que le précipité cristallin formé lorsqu'on maintient la solution d'aconitate de chaux à l'ébullition ou même vers 80°-90°, était bien le même sel que celui obtenu par évaporation au bain-marie, j'ai fait l'expérience suivante. J'ai chauffé au bain-marie à 80°, pendant plusieurs heures, une solution d'aconitate de chaux placée dans un ballon dont le col était relié à un réfrigérant à reflux, de façon à maintenir constant le volume du liquide. Il s'est formé, dans ces conditions, des cristaux identiques à ceux obtenus par évaporation au bain-marie et répondant bien à la formule $C^{12}H^3Ca^3O^{12} + 3HO$. Une autre partie de la solution a été chauffée dans un tube scellé à 115°-120°; le fond du tube était tapissé des mêmes cristaux.

On voit donc, en résumé, que l'aconitate tricalcique peut exister sous deux états isomériques : à l'état amorphe et soluble, stable seulement à froid, et à l'état cristallin et insoluble, dès qu'il a subi une température de 80° à 100°.

Ces faits nous expliquent la présence de l'aconitate de chaux cristallin et insoluble dans les extraits d'aconit. On sait, en effet, que ces extraits, surtout ceux préparés depuis longtemps, laissent un résidu insoluble ou du moins peu soluble d'aconitate de chaux, lorsqu'on les traite par l'eau. C'est ainsi que Büchner, par exemple, préparait l'acide aconitique qui a servi à ses recherches. Le suc de la plante et même la plante séchée à l'air libre renferment évidemment la variété soluble, puisqu'on prépare les extraits d'aconit en évaporant soit le suc de la plante, soit la solution obtenue par épuisement de la plante sèche. Mais, pendant la concentration des liqueurs, la chaleur, même celle du bain-marie, longtemps prolongée finit par transformer le sel soluble en sel cristallin et insoluble. On a fait aussi la remarque que les extraits préparés depuis longtemps étaient plus riches en aconitate de chaux insoluble que les extraits récents; cela tient sans doute à ce que la variété amorphe et soluble de ce sel devient cristalline avec le temps et par suite insoluble.

9. Les cristaux d'aconitate de chaux ont la forme de prismes obliques à base rhombe, avec facettes sur les arêtes verticales et horizontales. Au microscope polarisant, une lame parallèle à l'arête verticale laisse apercevoir des anneaux colorés très nets qui semblent circulaires; ils sont traversés par une branche d'hyperbole dont les extrémités sont largement épanouies. Les axes optiques sont trop écartés pour qu'on puisse apercevoir les deux systèmes d'anneaux à la fois. Quand on tourne le plan de l'analyseur, le maximum de lumière n'a lieu que dans une seule position distante de 180° de l'extinction.

10. Les cristaux d'aconitate tricalcique ne changent pas de poids à 100°. A 210° ils perdent deux équivalents d'eau et le sel reste parfaitement blanc. Quant au troisième équivalent, il m'a été impossible de le chasser complètement; le sel maintenu pendant soixante-douze heures à 310°, a perdu dans trois opérations différentes 9,42 0/0; 9,49; et 9,45 au lieu de 10,46 0/0; ce qui fait une différence de près de 1 0/0.

I. — 0.2673 gr. de sel séché au-dessus de l'acide sulfurique ont perdu 0,0183 à 210°.

II. — 0,1463 gr. de matière ont perdu 0,0101 aussi à 210°.

III. — 0,175 gr. de matière ont perdu 0,0165 à 310°.

IV. — 0,279 gr. de substance ont perdu 0,0265 à 310°.

V. — 0,906 gr. ont perdu 0,085 encore à 310°.

	TROUVÉ					CALCULÉ POUR
	I	II	III	IV	V	$C^{12}H^3Ca^3O^{12} + 3HO$
						pour 2HO
HO à 210°	6,8	6,9				6,9 pour 3HO
HO à 310°			9,42	9,49	9,45	10,46

Le sel qui a été maintenu pendant longtemps à cette température élevée de 310° n'a pour ainsi dire pas jauni. J'ai voulu cependant m'assurer qu'il n'était pas altéré; pour cela, je l'ai fait dissoudre dans de l'eau acidulée par de l'acide chlorhydrique, saturé exactement par de l'eau de chaux, et fait évaporer ensuite au bain-marie. Les cristaux d'aconitate neutre de chaux se sont déposés dans les mêmes conditions qu'à l'ordinaire; et cette solution portée à l'ébullition donnait naissance à un précipité abondant disparaissant par refroidissement, mais finissant par rester insoluble lorsque l'ébullition était maintenue pendant quelque temps.

J'ai fait dans le même but une autre expérience.

J'ai maintenu plusieurs jours au contact de l'eau un certain poids d'aconitate de chaux chauffé au préalable à 310°; j'ai évaporé ensuite, puis séché à 100°. Le sel avait repris la même quantité d'eau de cristallisation qu'il avait perdu primitivement; pour que le gain soit égal à la perte, il faut que le contact avec l'eau soit très intime et prolongé pendant plusieurs jours.

11. Nous avons vu que l'aconitate de chaux obtenu à l'ébullition ou par évaporation à 80°, était peu soluble dans l'eau, tandis que préparé à froid il y est excessivement soluble.

Mais si l'on met de l'aconitate de chaux pulvérisé en contact avec de l'eau et si l'on agite fréquemment, on constate que plus la durée du contact a été prolongée, plus il y a de sel dissous ; il semble que la variété insoluble passe peu à peu à la variété soluble.

Toutefois je n'ai pu constater qu'une transformation très limitée, la plus grande partie du sel ne se dissolvant pas.

I. — 14,4095 gr. de solution ont laissé 0,1235 de résidu à 100°.

II. — 13,1015 gr. de la même solution ont laissé un résidu à 100° pesant 0,1135.

Cette solution a été obtenue en laissant en contact le sel et l'eau pendant quatre jours ; la filtration a été faite à 16°.

Une autre solution résultant d'un contact prolongé pendant plus d'un mois, a donné a 17° une solubilité plus grande.

III. — 17,1256 gr. de cette solution ont donné à 100° un résidu de 0,198.

IV. — 12,782 gr. de la même solution ont laissé à 100° un résidu pesant 0,1477.

POIDS DE LA SOLUTION		RÉSIDU	POIDS D'EAU
de 4 jours filtrée à + 16°	de un mois filtrée à + 17°	à + 100°	dissolvant 1 gr. de sel
I. 14,4095	....	0,1235	115,6
II. 13,1015	....	0,1135	114,4
III.........	17,1256	0,198	85,4
IV.........	12,782	0,1477	85,5

12. En terminant cette étude de l'aconitate tricalcique, je dois faire remarquer que mes résultats diffèrent en certains points de ceux qui ont été publiés.

Baup avait trouvé que ce sel perdait une partie de son eau de cristallisation à 100°.

D'autre part. M. Arno Behr (1) a préparé de l'aconitate de chaux en saturant par du carbonate de chaux de l'acide aconitique, retiré du jus de la canne à sucre et des mélasses, et, par évaporation, il a obtenu des petits cristaux bien formés donnant, après dessiccation sur l'acide sulfurique, 21,04 de calcium et perdant à 280° 18,07 d'eau, c'est-à-dire répondant à la formule $C^{12}H^{3}Ca^{3}O^{12} + 6HO$. On a vu que, dans les mêmes conditions, mais avec de l'acide aconitique obtenu au moyen de l'acide citrique, j'ai obtenu un sel ne renfermant que 3 équivalents d'eau ; et je n'ai jamais pu, dans le cours de mes recherches, repro-

(1) Arno Behr, *Deutsch. chem. Gesellsch*, t. X, p. 351.

duire ce sel à 6HO. Je ferai remarquer d'ailleurs que le sel à 3 équivalents se retrouve pour les aconitates neutres de strontiane et de baryte ; et que, pour ces sels non plus je n'ai pas obtenu d'hydrate à 6 équivalents.

ACONITATE DE STRONTIANE.

1. J'ai préparé l'aconitate tristrontianique comme l'aconitate tricalcique, j'ai fait réagir sur une solution de 1 équivalent d'acide aconitique 3 équivalents de carbonate de strontiane, et j'ai filtré quand je n'ai plus constaté le moindre dégagement d'acide carbonique, ce qui est fort long malgré une agitation fréquemment renouvelée. Les deux premiers tiers de l'acide sont assez promptement saturés par le carbonate alcalino-terreux ; mais la combinaison formée, quoique possédant encore la fonction d'un acide monobasique, est un acide faible qui n'attaque les carbonates qu'avec une grande lenteur. C'est là d'ailleurs une propriété générale des acides polybasiques.

La liqueur obtenue donne à l'ébullition naissance à un précipité blanc très abondant qui se redissout complètement à froid ; et, comme pour l'aconitate de chaux, si on maintient l'ébullition pendant quelque temps, le précipité ne se dissout plus en totalité,

La solution donne, pendant sa concentration au bain-marie, une poudre cristalline qui se dépose au fond de la capsule ; sur les parois latérales se développent des cristaux un peu mieux formés. Ils sont tout-à-fait analogues à ceux d'aconitate tricalcique obtenus dans les mêmes conditions.

J'ai obtenu encore les mêmes cristaux en opérant comme pour l'aconitate de chaux; la solution a été chauffée au bain-marie pendant 50 heures au réfrigérant ascendant; la paroi du ballon se recouvre de cristaux qui augmentent très lentement et qui sont assez nets, quoique toujours fort petits.

2. L'aconitate neutre de strontiane est encore moins soluble dans l'eau que celui de chaux; 1 gr. de sel se dissout dans 160 parties d'eau à 16°.

POIDS DE LA SOLUTION Saturée à + 16°	RÉSIDU à + 100°	POIDS D'EAU pour 1 gr. de sel
I. 14,1407	0,088	159,6
II. 13,067	0,0811	160,1

3. Les cristaux d'aconitate de strontiane répondent à la formule $C^{12}H^{3}Sr^{3}O^{12} + 3HO$.

Ils ne changent pas de poids à 100°; ils ne commencent à perdre leur eau qu'à 160 degrés, et il faut élever la température jusqu'à 220° pour enlever les 3 équivalents; le sel ne se décompose qu'au-delà de 280°.

I. — 0,8297 gr. de matière ont perdu 0,0687 à 220°. J'ai dosé le strontium à l'état de sulfate de strontiane par calcination avec l'acide sulfurique.

II. — 0,3705 gr. de matière séchée au-dessus de l'acide sulfurique, ont donné 0,3078 de sulfate de strontiane.

III. — 0,3104 gr. de la même matière a produit 0,257 de sulfate de strontiane.

	TROUVÉ			CALCULÉ POUR
Sr	I	II	III	$C^{12}H^{3}Sr^{3}O^{12} + 3HO$
		39,61	39,47	39,86
HO	8,28			8,20

ACONITATES DE BARYTE.

1. *Aconitate monobarytique.* $C^{12}H^{5}BaO^{12}$. — Pour le préparer j'ajoute à un poids déterminé d'acide aconitique en solution concentrée de l'eau de baryte titrée en quantité équivalente à la formule $C^{12}H^{5}BaO^{12}$. La solution très acide au tournesol a été mise à évaporer au bain-marie jusqu'en consistance sirupeuse, et ensuite abandonnée à l'évaporation spontanée à l'air libre. La liqueur s'est concentrée de plus en plus et a fini par se dessécher en un produit d'aspect vitreux et se fendillant à la surface. J'ai trituré cette matière avec une petite quantité d'eau froide, et au bout d'une heure environ le tout s'est transformé en un gâteau cristallin que j'ai essoré à la trompe.

En cet état c'est une poudre cristalline très blanche qui, au microscope, se présente sous la forme de petits prismes courts.

1 gramme de ce sel se dissout dans 24 parties d'eau à 17°.

POIDS DE LA SOLUTION Saturée à 17°	RÉSIDU à 100°	POIDS D'EAU pour 1 gr. de sel
I. 10,9874	0,440	23,9
II. 10,740	0,428	24,0

On voit, par cet exemple, qu'un sel qui n'est pas très soluble dans l'eau, est cependant capable de donner des solutions tellement sursaturées qu'elles peuvent être réduites à siccité par évaporation spontanée, sans donner naissance à la moindre trace de cristal. C'est là une propriété assez fréquente chez les aconitates et sur laquelle j'ai déjà attiré l'attention.

L'aconitate monobarytique ne renferme pas d'eau de cristallisation ; il commence à se décomposer vers 130°. Sa formule est donc $C^{12}H^{5}BaO^{12}$.

I. — 0,2085 gr. du sel séché au-dessus de l'acide sulfurique, ont donné 0,0995 de sulfate de baryte.

II. — 0,2403 gr. du même produit ont fourni 0,1145 de sulfate de baryte.

	TROUVÉ		CALCULÉ POUR
	I	II	$C^{12}H^{5}BaO^{12}$
Ba	28,08	28,01	28,35

3. *Aconitate dibarytique*. — J'ai préparé la solution de ce sel comme celle de l'aconitate monobarytique, c'est-à-dire avec de l'eau de baryte titrée ajoutée en quantité strictement équivalente.

La liqueur limpide et très acide est mise au bain-marie; mais il ne tarde pas à s'y former un abondant précipité gélatineux qui nage dans la liqueur. Ce précipité recueilli, lavé et séché, est insoluble dans l'eau et n'est autre chose que de l'aconitate tribarytique.

La solution d'où il s'est séparé se trouble si on la porte à l'ébullition, et le nouveau précipité est encore de l'aconitate tribarytique. Quant à la liqueur, elle ne donne pas de cristaux par une concentration ultérieure, mais se dessèche; et ce résidu contient un grand excès d'acide, comme il était naturel de le supposer.

Je n'ai donc pas réussi à isoler l'aconitate dibarytique.

4. *Aconitate tribarytique*. $C^{12}H^{3}Ba^{3}O^{12} + 3HO$ — Dans une solution bouillante d'acide aconitique on verse peu à peu du chlorure de baryum tant qu'il se forme un précipité. Celui-ci est blanc, gélatineux, tout à fait semblable d'aspect à l'alumine précipitée par l'ammoniaque.

Ce sel est lavé plusieurs fois à l'eau bouillante et essoré à la trompe, puis il est mis à sécher entre deux plaques poreuses, sous une cloche, en présence d'acide sulfurique bouilli.

Dans cet état, c'est une matière blanche assez dure à pulvériser, insoluble dans l'eau, mais très soluble dans les acides.

Ce sel a une formule analogue à celle des aconitates tricalcique et tristrontianique $C^{12}H^{3}Ba^{3}O^{12} + 3HO$.

A 100° il perd un équivalent d'eau ; le second part vers 180° et le troisième seulement à 200°. Enfin la décomposition n'a lieu qu'à 280°.

I. — 0,955 gr. de matière séchée par son exposition au-dessus de l'acide sulfurique, ont perdu 0,021 à 100°.

II. — 0,588 gr. de la même matière ont perdu 0,0135 à 100° ; 0,0265 à 180° ; et 0,0395 à 200°.

III. — 0,9025 gr. de substance ont perdu 0,0407 à 180°.

Le baryum a été dosé à l'état de sulfate de baryte par calcination avec l'acide sulfurique.

IV. — 0,345 gr. de sel ont donné 0,2985 de sulfate de baryte.

V. — 0,251 gr. de matière provenant d'une autre opération ont produit 0,219 de sulfate de baryte.

		TROUVÉ					CALCULÉ POUR		
		I	II	III	IV	V	$C^{12}H^{3}BaO^{12} + 3HO$		
Ba					50,8	50,9	50,92		
							pour 1HO	pr 2HO	pr 3HO
HO	à 100°	2,2	2,29				2,23		
	à 180°		4,50	4,50				4,45	
	à 200°		6,71						6,69

ACONITATE DE MAGNÉSIE.

1. Pour obtenir l'aconitate trimagnésien, j'ai saturé à l'ébullition du carbonate de magnésie précipité, par une solution d'acide aconitique. La solution filtrée, évaporée au bain-marie, puis abandonnée à l'air libre, n'a cristallisé qu'au bout de plusieurs semaines. La capsule était alors tapissée d'une couche mince de petits cristaux blancs très durs et très adhérents à la paroi, cristaux baignés par une eau-mère presqu'incolore, mais tellement sirupeuse qu'elle ne coulait pas de la capsule renversée. Dans l'impossibilité de séparer d'une façon convenable les cristaux, d'ailleurs peu abondants, j'ai versé à la surface de la masse sirupeuse, une légère couche d'eau, et quelques jours après, les cristaux avaient envahi presque toute la capsule et étaient empâtés dans une très faible quantité d'eau-mère ; ayant agité le contenu de la capsule, le tout s'est solidifié en quelques instants et la masse était devenue si dure qu'elle se laissait difficilement entamer par le couteau de la platine. J'ai fait redissoudre le tout et j'ai amorcé la nouvelle solution avec un cristal réservé à cet effet ; dans ces conditions la cristallisation se fait très nettement.

J'ai donné tous les détails qui précèdent, comme un nouvel exemple de la facilité avec laquelle se sursaturent les solutions d'aconitates.

2. Les cristaux d'aconitate de magnésie se présentent sous l'aspect de petits octaèdres très allongés ou de prismes surmontés d'une pyramide.

Ils sont assez solubles dans l'eau : 1 gramme se dissout dans 9,6 d'eau à 17°. La solution a une réaction nettement alcaline.

POIDS DE LA SOLUTION saturée à + 17°	POIDS DU RÉSIDU à + 100°	POIDS D'EAU pour 1 gr. de sel
I. 11,680	1,0977	9,6
II. 12,245	1,145	9,6

L'aconitate de magnésie répond à la formule $C^{12}H^{3}Mg^{3}O^{12} + 3HO$.

Il ne change pas de poids à 100° et perd toute son eau à 180°.

I. — 0,382 gr. de matière ont perdu 0,044 à 180°.

II. — 0, 2204 gr. de matière ont perdu 0,0255 à 180°.

Le magnésium a été dosé à l'état d'oxyde par simple calcination de la matière.

III. — 0,2402 gr. de sel desséché au-dessus de l'acide sulfurique, ont donné 0,0612 de magnésie.

IV. — 0,523 gr. de matière séchée à 100°, ont produit 0,150 de magnésie.

	TROUVÉ				CALCULÉ POUR
	I	II	III	IV	$C^{12}H^{3}Mg^{3}O^{12} + 3HO$
Mg			15,32	15,29	15,38
HO	11,51	11,56			11,54

ACONITATE DE MANGANÈSE.

1. Ce sel se prépare en saturant à froid une solution d'acide aconitique par un excès de carbonate de manganèse récemment précipité. La solution filtrée, concentrée au bain-marie, puis abandonnée à l'évaporation spontanée, laisse déposer des petits cristaux grenus, surnagés par une eau-mère très peu colorée ; mais, dans ces conditions de trop grande concentration, la cristallisation se fait difficilement. Il vaut mieux étendre d'eau la solution et amorcer celle-ci au moyen d'un cristal. Il se forme alors assez rapidement des centres de cristallisations d'où partent en rayonnant des cristaux très durs et très nets, dont quelques-uns atteignent plusieurs millimètres de longueur ; ils adhèrent très fortement à la capsule.

Une fois isolés, ces cristaux ont une couleur rosée pâle. Ce sont des octaèdres.

2. Ils sont peu solubles dans l'eau froide : 1 gramme se dissout dans 65 parties d'eau à 17°

POIDS DE LA SOLUTION saturée à + 170	POIDS DU RÉSIDU à + 100°	POIDS D'EAU pour 1 gr. de sel
I. 12,5153	0,1883	65,4
II. 12,643	0,1908	65,2

La solution est nettement alcaline au tournesol. Portée à l'ébullition pendant quelques minutes, elle se trouble, et il se forme un précipité blanc floconneux, peu abondant, car il y a peu de sel en solution ; par le refroidissement tout se redissout. C'est là une propriété très fréquente pour le plus grand nombre des sels de l'acide aconitique.

Les cristaux d'aconitate de manganèse répondent à la formule $C^{12}H^3M_n^3O^{12} + 2HO$.

Ils ne changent pas de poids à 100° et leurs deux équivalents d'eau s'en vont à 190°; la décomposition commence au-dessus de 200°.

I. — 0,6135 gr. de sel séché sur l'acide sulfurique ont perdu 0,041 à 190°.

Le manganèse a été dosé à l'état d'oxyde salin par simple calcination du sel.

II. — 0,396 gr. de matière séchée sur l'acide sulfurique ont donné 0,168 de $M_n^3O^4$.

III. — 0,181 gr. de sel séché à 100°, ont donné 0,0758 de $M_n^3O^4$.

	CALCULÉ			THÉORIE
	I	II	III	$C^{12}H^3Mn^3O^{12} + 2HO$
Mn		30,55	30,17	30,38
HO	6,68			6,62

ACONITATE DE FER.

1. L'acide aconitique libre, ainsi que les aconitates mono et disodiques, donnent avec le perchlorure de fer un précipité qui ne commence à se former qu'au bout d'une ou de deux minutes et qui augmente peu à peu; mais, dans tous les cas, la totalité de l'acide aconitique n'est pas précipitée à l'état d'aconitate de fer; ce qui s'explique facilement, puisque ce sel se trouve en présence d'acide chlorhydrique libre, dans lequel il est soluble. Avec les aconitâtes alcalins trimétalliques, le précipité est immédiat et très abondant.

2. Le précipité obtenu à l'ébullition ou à froid est analogue, comme aspect et comme couleur, au succinate de fer; il est plutôt un peu plus clair. Par la dessiccation, la couleur ocreuse s'accuse de plus en plus.

C'est alors une poudre ocreuse, insoluble dans l'eau, très soluble dans les acides minéraux, soluble dans les acides citrique et aconitique, et dans les solutions de citrates et d'aconitates alcalins.

On voit que l'acide aconitique ne pourra être caractérisé au moyen du précipité qu'il donne avec le perchlorure de fer, si l'on se trouve en présence d'une certaine quantité d'acide citrique, puisqu'en neutralisant la liqueur on aura fait un citrate alcalin.

L'aconitate de fer est un sel amorphe; au microscope, il se présente sous la forme de sphères transparentes agglutinées les unes contre les autres. C'est un sel anhydre; lorsqu'on le chauffe, sa couleur se fonce de plus en plus, et il commence à se décomposer à 125°.

Sa formule répond à celle de l'aconitate de sesquioxyde de fer neutre : $C^{12}H^{3}Fe^{2}O^{12}$ ou $C^{12}H^{3}O^{9}$ $Fe^{2}O^{3}$.

I. — 0,0824 gr. de matière ont donné par calcination 0,0292 gr. de sesquioxyde de fer.

II. — 0,2354 de substance ont produit 0,0832 de sesquioxyde de fer.

	TROUVÉ		CALCULÉ POUR
	I	II	$C^{12}H^{3}Fe^{2}O^{12}$
F	24,81	24,74	24,67

ACONITATE DE COBALT.

1. Pour l'obtenir, je fais bouillir une solution d'acide aconitique avec un excès de carbonate de cobalt récemment précipité. La liqueur filtrée est d'une belle couleur rouge et très acide au tournesol ; elle ne donne pas de précipité par l'ébullition, même après concentration ; c'est là un caractère qui la différencie nettement des solutions d'aconitate de nickel.

Mise à évaporer au bain-marie, on peut la concentrer jusqu'en consistance sirupeuse, sans constater la formation de cristaux ; abandonnée à l'air libre, il s'y dépose au bout de plusieurs jours une poudre cristalline rouge.

2. Lavée plusieurs fois à l'eau froide et séchée, cette matière est constituée par une poudre fine, d'un beau rouge rosé, qui correspond à la formule $C^{12}H^{3}Co^{3}O^{12} + 3HO$.

Cet hydrate est à peine soluble dans l'eau froide ; à 16° 1 gr. se dissout dans 290 parties d'eau.

POIDS DE LA SOLUTION saturée à + 16°	POIDS DU RÉSIDU à + 100°	POIDS D'EAU pour 1 gr. de sel
I. 15.7508	0,0538	291,0
II. 9,608	0,033	290,5

L'aconitate de cobalt ne change pas de poids jusqu'à 195° ; il perd toute son eau à 215° et se décompose dès 220°.

I. — 0,1476 gr. de sel séché au-dessus de l'acide sulfurique ont perdu 0,015 à 215°.

II. — 0,1213 gr. de matière ont perdu 0,0124 aussi à 215°.

Au fur et à mesure que la température s'élève, la couleur du sel change ; de rouge rosée elle devient de plus en plus violette ; à 200° le sel est d'un beau violet ; mais lorsqu'il est anhydre, c'est-à-dire à 210°-215°, il est d'un bleu intense. Si on mouille ce sel et si on évapore à 100° l'eau ajoutée, le sel reste bleu ; pour que la couleur rose revienne, il faut n'avoir pas maintenu trop longtemps le sel à 215°, et le faire bouillir quelque temps avec l'eau.

Le cobalt a été dosé à l'état d'oxyde de cobalt, par calcination directe du sel.

III. — 0,1977 gr. de matière ont donné 0,0773 d'oxyde noir de cobalt.

IV. — 0,1185 gr. de matière ont laissé après calcination 0,0465 d'oxyde de cobalt.

	TROUVÉ				CALCULÉ
	I	II	III	IV	$C^{12}H^{3}Co^{3}O^{12} + 3HO$
Co			30,75	30,86	30,87
HO	10,13	10,14			10,13

ACONITATE DE NICKEL.

1. Je fais réagir à froid, en agitant fréquemment, une solution d'acide aconitique sur un léger excès de carbonate de nickel récemment précipité, jusqu'à ce que le dégagement d'acide carbonique ait cessé entièrement. La liqueur filtrée est d'une belle couleur verte foncée et très acide au tournesol. Portée à l'ébullition, elle donne naissance à un précipité vert pâle qui se redissout complètement par refroidissement. Ceci nous explique pourquoi il faut opérer à froid la réaction de l'acide sur le carbonate de nickel.

Cette liqueur a été mise à évaporer au bain-marie. On constate que la paroi de la capsule se recouvre d'un grand nombre de bulles gazeuses (c'est l'acide carbonique dissous qui se dégage) qui se trouvent remplacées au bout d'un certain temps par une croûte cristalline d'un vert clair; il se forme à la surface du liquide une croûte cristalline semblable, mais par refroidissement les cristaux n'augmentent pas.

Ces cristaux sont lavés à l'eau bouillante, et

séchés. Ils sont très petits et se résolvent en une poussière cristalline, plutôt qu'en cristaux proprement dits.

Desséchés au-dessus de l'acide sulfurique, ils répondent à la formule $C^{12}H^{3}Ni^{3}O^{12} + 6HO$.

Ils ne changent pas de poids à 100°; ils ne perdent toute leur eau d'hydratation qu'à 220°, et commencent à se décomposer à 230°.

Une fois anhydre, le sel est devenu d'un vert très pâle.

I. — 0,4818 gr. de matière ont perdu 0,089 à 220°.

II. — 0,4678 gr. du même sel ont perdu 0,0862 aussi à 220°.

Le nickel a été dosé à l'état d'oxyde de nickel.

III. — 0,1345 gr. de matière ont donné par calcination 0,0482 d'oxyde de nickel.

IV. — 0,2357 gr. de matière ont donné 0,0841 d'oxyde de nickel.

	TROUVÉ				CALCULÉ POUR
	I	II	III	IV	$C^{12}H^{3}Ni^{3}O^{12} + 6HO$
Ni			28,1	28,06	28,2
HO	18,47	18,42			18,39

L'aconitate de nickel se dissout dans 169,5 d'eau à 16°.

	POIDS DE LA SOLUTION saturée à + 16°	POIDS DU RÉSIDU à + 100°	POIDS D'EAU pour 1 gr. de sel
I.	2,7166	0,0159	169,8
II.	10,556	0,069	169,2

2. Nous avons vu que la liqueur primitive précipitait par l'ébullition et que le précipité se redissolvait par refroidissement. Mais si on maintient la température élevée pendant quelque temps, il n'y a plus redissolution.

Dans le but d'isoler le corps ainsi formé, j'ai opéré de la manière suivante : la solution a été chauffée pendant trois jours au bain-marie d'eau bouillante. au réfrigérant à reflux, de façon à empêcher l'évaporation. Au bout de ce temps il s'était déposé des croûtes cristallines d'un vert foncé qui se détachaient des parois par l'agitation.

Ce sel recueilli et lavé à plusieurs reprises à l'eau bouillante, avait, une fois séché, une couleur un peu plus foncée que celle de l'aconitate de nickel obtenu précédemment; c'est le seul caractère qui l'en distingue; et il répond bien à la formule $C^{12}H^{3}Ni^{3}O^{12} + 6HO$ qui demande, comme nous l'avons vu, 28,2 0/0 de nickel :

0,2234 gr. de ces cristaux séchés dans le vide sec ont donné 0,0802 d'oxyde noir de nickel; ce qui fait 28,2 0/0 de métal.

3. Si, au lieu de soumettre le précipité formé par l'ébullition, à une température longtemps soutenue, on le recueille immédiatement en filtrant la liqueur bouillante sur un entonnoir autour duquel circule un courant de vapeur d'eau, on obtient un sel tout différent.

Le précipité ainsi obtenu et séché par une exposition prolongée au-dessus de l'acide sulfurique, est d'un vert pâle, et ce n'est plus de l'aconitate neutre de nickel. Il répond à la formule $C^{12}H^4Ni^2O^{12} + HO$, c'est on le voit de l'aconitate binickélique.

Il est excessivement soluble dans l'eau et s'y décompose; car on reproduit ainsi une liqueur semblable à la liqueur primitive d'où on l'avait précipité, liqueur qui laisse cristalliser, dans les mêmes conditions que précédemment, non pas un sel binickélique, mais bien le sel neutre de nickel.

L'aconitate binickélique ne change pas de poids à 100°, ni même jusqu'à 150°; de 150° à 215° il perd son eau, et se décompose vers 225°.

I. — 0,1123 gr. de ce sel ont perdu de 150° à 250° 0,0042.

Le dosage du nickel a été fait, comme toujours, à l'état d'oxyde.

II. — 0,1549 gr. de matière ont donné 0,0514 d'oxyde de nickel.

III. — 0,0961 du même précipité ont donné 0,300 d'oxyde de nickel.

	TROUVÉ			CALCULÉ POUR
	I	II	III	$C^{12}H^4Ni^2O^{12} + HO$
Ni		24.3	24,55	24,58
HO	3,74			3,75

ACONITATE DE CADMIUM.

1. Pour le préparer, j'ai saturé à froid de l'acide aconitique par un excès de carbonate de cadmium récemment précipité. Cette solution, qui a toujours une réaction acide au tournesol, quelque prolongée que soit la durée du contact de l'acide et du carbonate, est mise au bain-marie; on constate qu'il se dépose çà et là sur les parois de la capsule des cristaux isolés, très nets, quoique petits, très brillants; les mêmes cristaux se forment à la surface du liquide.

Ces cristaux semblent être des prismes quadratiques ou orthorhombiques; je n'ai pu apercevoir de modification sur les angles.

Ils répondent à la formule $C^{12}H^3Cd^3O^{12} + 6HO$.

Ils perdent leurs 6 équivalents d'eau à 150° et commencent à se décomposer vers 180°.

I. — 0,4257 gr. de matière ont perdu 0,0465 à 150°.

Le cadmium a été dosé à l'état de sulfate, par calcination avec l'acide sulfurique.

II. — 0,312 gr. de matière ont donné 0,246 de sulfate de cadmium.

III. — 0,279 gr. de matière ont produit 0,221 de sulfate de cadmium.

	TROUVÉ			CALCULÉ POUR
	I	II	III	$C^{12}H^3Cd^3O^{12} + 6HO$
Cd		42,45	42,65	42,74
HO	10,92			10,95

Ces cristaux sont presqu'insolubles dans l'eau; pour en dissoudre 1 gr. il faut 906,5 parties d'eau à 17°.

La solution est légèrement alcaline.

POIDS DE LA SOLUTION saturée à + 17°	POIDS DU RÉSIDU à + 100°	POIDS D'EAU pour 1 gr. de sel
I. 10,1699	0,0112	907,0
II. 9,799	0,0108	906,9

2. La liqueur primitive, obtenue par l'attaque du carbonate de cadmium au moyen de l'acide aconitique, donne naissance, à l'ébullition, à un précipité blanc très abondant qui se redissout par le refroidissement.

Si on maintient cette solution à 100°, ou même au-dessus de 90°, il se forme peu à peu au fond du vase une masse résineuse, qui finit au bout de plusieurs heures par se redissoudre à froid.

Nous verrons des phénomènes analogues se présenter avec l'aconitate de zinc.

Ainsi l'aconitate de cadmium préparé à froid est très soluble dans l'eau : la solution obtenue dans ces conditions est, en effet très chargée de sel. Vient-on à évaporer cette solution à 80°-90°, il se dépose des cristaux qui sont presqu'insolubles, puisqu'il faut près d'un litre d'eau pour en dissoudre 1 gramme.

Mais si on maintient, comme nous venons de le voir, pendant quelque temps cette solution à l'ébullition ou même à 90°, le précipité floconneux formé tout d'abord, se transforme en une matière résineuse qui se redissout peu à peu à froid pour redonner la liqueur primitive.

ACONITATE DE ZINC.

1. L'aconitate de zinc est un sel qui présente des propriétés assez différentes suivant les conditions où il est placé.

Pour le préparer j'ai saturé à froid une solution d'acide aconitique par du carbonate de zinc précipité ; quand le dégagement gazeux a eu complètement cessé, la solution filtrée, très limpide et très acide encore au tournesol, a été mise à évaporer au bain-marie à 80°-90° ; presqu'immédiatement il s'est formé un trouble très abondant qui a disparu au bout de quelque temps, et la solution a pu être concentrée très fortement sans le moindre indice de cristallisation abandonnée ensuite à l'air, elle s'est desséchée en une subsistance d'aspect vitreux.

Si on porte cette solution à l'ébullition, au lieu de la maintenir vers 80°, le précipité blanc qui se produit est très abondant ; laisse-t-on refroidir, tout se redissout. Si on recommence plusieurs fois la même série d'opérations, il arrive un moment où les phénomènes changent. Ainsi, quand on maintient longtemps cette solution en ébullition, il se rassemble au fond de la capsule une matière oléagineuse, assez visqueuse pour couler difficilement du vase retourné; plus l'ébullition est prolongée, plus la quantité de cette matière augmente. On s'explique pourquoi il ne faut pas préparer l'aconitate de zinc par la réaction de l'acide et du carbonate à l'ébullition.

Dans l'espoir d'isoler le précipité blanc abondant qui se forme quand on porte la solution à l'ébullition ou à 90°, j'ai filtré celle-ci bouillante dans un entonnoir entouré d'un courant de vapeur d'eau; mais il ne reste sur le filtre qu'une très petite quantité de la matière visqueuse. Si on veut filtrer à une température inférieure, tout se redissout et il ne reste rien sur le filtre.

2. Nous avons vu que la solution faite à froid donnait par concentration un résidu d'apparence vitreuse. Ce résidu se dissout facilement dans l'eau froide; mais la solution portée à l'ébullition ne donne plus qu'un trouble excessivement léger, tandis que la liqueur primitive donnait dans les mêmes circonstances un précipité blanc très abondant; enfin au bain-marie il n'y a même plus trace de précipité, la liqueur reste tout à fait limpide.

3. On voit combien la chaleur modifie les propriétés de l'aconitate de zinc. 1° D'une solution faite à froid, l'ébullition ou une température de 80°-90° sépare un hydrate insoluble, qui se redissout dès que la température descend au-dessous de 80°. 2° Ce précipité gélatineux se transforme en une matière visqueuse, si la température est prolongée quelque temps,

matière qui ne se redissout plus que lentement.
3° Si, d'un autre côté, on évapore la solution d'abord à 80°, puis à la température ordinaire, il reste un corps amorphe, vitreux, qui se redissout facilement, mais l'hydrate primitif insoluble à chaud ne peut plus se former, puisque la nouvelle solution ne donne plus de précipité à l'ébullition.

4. Afin d'isoler cet hydrate insoluble, j'ai chauffé la solution en tubes scellés entre 110° et 130° pendant 70 heures. Après refroidissement il y avait au fond du tube une matière solide composée de deux couches : la couche supérieure était constituée par une poudre blanche, insoluble dans l'eau froide ou bouillante ; la partie inférieure est gommeuse et s'étire en fils, mais, agitée avec un peu d'eau, elle finit par se transformer en une poudre cristalline identique à la précédente. Cette substance est de l'aconitate de zinc saturée à 3 équivalents d'eau : $C^{12}H^{3}Zn^{3}O^{12} + 3HO$. Elle perd ses 3 équivalents d'eau à 125° et se décompose au-delà de 180°.

I. — 0,400 gr. de matière ont perdu 0,0405 à 125°.

J'ai dosé le zinc en dissolvant la matière dans de l'eau acidulée par l'acide chlorhydrique, précipitant par un excès de carbonate de soude, recueillant le carbonate de zinc formé, le lavant et le calcinant pour le transformer en oxyde de zinc qui était finalement pesé.

II. — 0,1197 gr. de matière desséchée au-dessus de l'acide sulfurique, ont donné 0,049 d'oxyde de zinc.

III. — 0,3705 gr. de matière ont donné 0,152 d'oxyde de zinc.

IV. — 0,2822 gr. de substance ont donné 0,1157 de ZnO.

	TROUVÉ				CALCULÉ POUR
	I	II	III	IV	$C^{12}H^{3}Zn^{3}O^{12} + 3HO$
Zn		32,85	32,92	32,90	33,01
HO	10,12				9,99

ACONITATE DE PLOMB.

1. L'aconitate de plomb a été obtenue en précipitant par l'azotate de plomb de l'acide aconitique saturé par un alcali. Une fois séché, ce précipité est constitué par une poudre blanche, très fine, amorphe.

Ce sel est insoluble dans l'eau, très soluble dans les acides minéraux, et soluble seulement dans un grand excès des acides organiques (aconitique, acétique, citrique, etc.); ainsi on obtient un précipité en mélangeant des solutions d'acétate de plomb et d'acide aconitique libre.

Ce corps répond à la formule $C^{12}H^{3}Pb^{3}O^{12} + 3HO$. Il ne change pas son poids à 100°. Il commence à perdre son eau vers 115° et ses trois équivalents sont complétement partis à 140°; puis le sel jaunit légèrement et la décomposition a lieu vers 150°.

I. — 0,4177 gr. de matière ont perdu 0,0242 à 140°.

II. — 0, 1409 gr. de substance ont perdu 0,0075 aussi à 140°.

Le plomb a été dosé à l'état de sulfate par calcination avec l'acide sulfurique.

III. — 0,164 gr. de matière séchée au dessus de l'acide sulfurique ont donné 0,144 de sulfate de plomb.

IV. — 0,1079 gr. de matière séchée à 100°, ont donné 0,0959 de sulfate de plomb.

	TROUVÉ				CALCULÉ POUR
	I	II	III	IV	$C^{12}H^{3}Pb^{3}O^{12} + 3HO$
Pb			59,98	59,82	60,06
HO	5,31	5,32			5,30

VU :

Le Directeur de l'Ecole supérieure de pharmacie,

CHATIN.

VU ET PERMIS D'IMPRIMER :

Le vice-recteur de l'Académie de Paris,

GRÉARD.

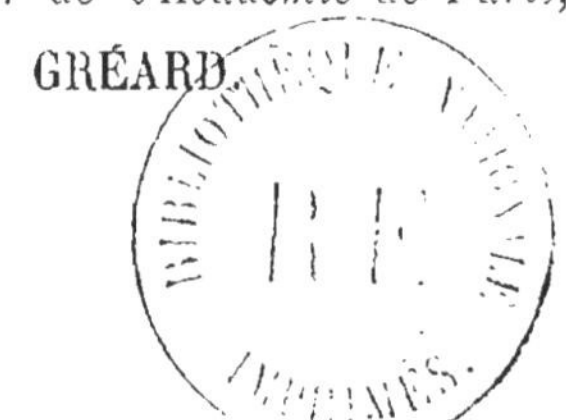

Paris, impr. F. Pichon. — A. Cotillon & Cie, 30, rue de l'Arbalète, & 24, rue Soufflot.

www.ingramcontent.com/pod-product-compliance
Ingram Content Group UK Ltd.
Pitfield, Milton Keynes, MK11 3LW, UK
UKHW021008200726
13857UKWH00004B/1352

9 782011 77844